DU TRAITEMENT

DES

MALADIES DES VOIES AÉRIENNES

ET EN PARTICULIER

DE

LA PHTHISIE

PAR LES INHALATIONS ET L'HYDROTHÉRAPIE RATIONNELLE

PAR

CHARLES BELOT

DOCTEUR EN MÉDECINE DE LA FACULTÉ DE PARIS
DE L'UNIVERSITÉ DE LEIPSICK, DE LA FACULTÉ DES SCIENCES
MÉDICALES DE MADRID

Propriétaire-Directeur des Hydrothermes
133, avenue Malakoff

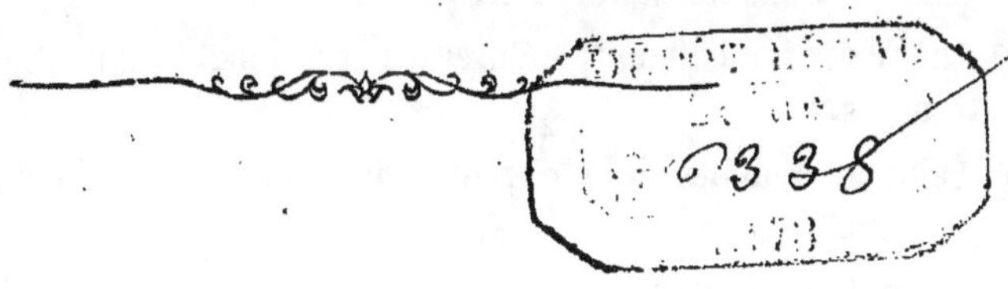

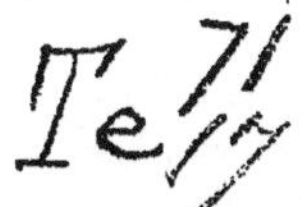

PARIS

IMPRIMERIE FÉLIX MALTESTE ET Cie,

RUE DES DEUX-PORTES-SAINT-SAUVEUR, 22

1873

HYDROTHERMES

GRAND ÉTABLISSEMENT MÉDICAL

POUR

LE TRAITEMENT DES MALADIES CHRONIQUES

DOCTEUR CHARLES BELOT
Propriétaire-Directeur

Cet établissement, le plus complet qui existe en Europe, contient :

1° Bains turcs, ou bains d'étuve sèche.

2° Bains russes, bains de vapeur.

3° Bains et fumigations résineuses de pin.

4° Bains électriques.

5° Salon de douches pharyngiennes.

6° Salon d'inhalations et chambres d'inhalations pour le traitement des maladies des voies respiratoires.

7° Établissement complet d'hydrothérapie, avec deux départements entièrement séparés, pour hommes et pour dames. Douches de toutes sortes, douches écossaises, douches en cercle, douches spinales, bains de siége à eau courante, douches ascendantes, douches vaginales spéciales pour les maladies de matrice.

8° Bains et douches sulfureuses.

9° Chambres à inhalations sulfureuses et à douches pharyngiennes sulfureuses.

10° Bains et douches de Vichy et bains minéraux artificiels de toutes sortes.

11° Salon de gymnastique.

On reçoit en traitement des internes et des externes.

Chambres et appartements meublés, restaurant, jardin, etc.

Pour plus amples informations, s'adresser au Directeur de l'établissement, avenue Malakoff, 133.

Monsieur le professeur PIORRY, ancien médecin de l'Hôtel-Dieu, etc., médecin consultant de l'établissement, y donne ses consultations les lundis et vendredis, de 5 à 6 heures.

DU TRAITEMENT

DES

MALADIES DES VOIES AÉRIENNES

ET EN PARTICULIER

DE LA PHTHISIE

PAR LES INHALATIONS ET L'HYDROTHÉRAPIE RATIONNELLE

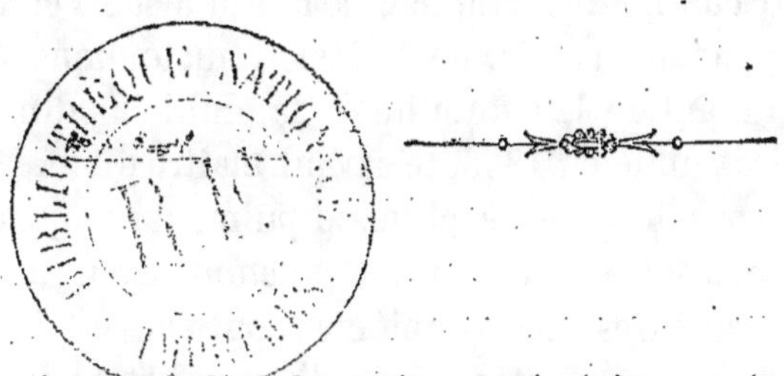

Les maladies des voies respiratoires sont, par tradition, les plus redoutées et celles qui causent le plus de victimes; si on était logique et conséquent avec les règles d'une bonne hygiène, leur nombre diminuerait de beaucoup, et on obtiendrait plus de guérisons qu'on n'en observe actuellement.

Le professeur Niemeyer disait qu'il avait la conviction, d'après son expérience de ces dernières années, d'avoir, dans les premiers temps de sa pratique, perdu plus d'un malade, par cela seul qu'il l'admettait comme perdu, sans espoir de guérison, dès qu'il se présentait à lui. A combien de praticiens pareille chose n'arrive-t-elle pas. Malades et médecins redoutent également la maladie. Dès qu'un malade tousse et qu'il crache le sang, il se croit perdu; il va consulter son médecin, qui l'encourage, lui donne de l'espoir par acquit de conscience, mais qui a bien peu de confiance dans le traitement qu'il va conseiller. Pour lui, le malade qui a une hémorrhagie pulmonaire deviendra phthisique, aura des tubercules et périra; à quoi bon alors se donner la peine d'essayer, de chercher à faire plus que d'autres n'ont fait jusqu'à présent? Cependant, s'il y a une partie de la thérapeutique qui ait fait des progrès dans ces derniers temps, c'est celle qui a pour but le traitement des maladies des voies aériennes. Laënnec, Piorry, en France, Wirchow, Niemeyer, en Allemagne, ont fait d'importants travaux qui méritent la reconnaissance éternelle des malades et des médecins.

Le professeur Piorry, par son importante découverte du plessimétrisme, par son étude approfondie de la percussion (que ses élèves, Skoda en tête, propagent avec plus de bonheur à l'étranger qu'on ne le fait en France), a donné au diagnostic des maladies de poitrine une exactitude mathématique et a rendu aisée l'étude et la connaissance, pendant la vie, de la lésion anatomique de l'organe affecté. En traitant de la curabilité de la phthisie pulmonaire, dans un mémoire publié en 1858, le savant maître dit : « Les symptômes désignés sous le nom de phthisie pulmonaire appartiennent à des états morbides divers qui, fréquemment, ne sont pas des affections tuberculeuses; ces symptômes sont souvent ceux de la septicopyémie chronique ajoutés à ceux d'une affection lente des organes respiratoires. Il y a un *traitement* et non pas un *remède* à employer contre la tuberculisation des poumons; ce traitement varie suivant l'état organique. »

D'après les travaux de Wirchow, de Niemeyer et autres, les tubercules ne paraissent pas être si fréquents qu'on voudrait le croire, et, d'après Brehmer, les tubercules milliaires primaires seraient tellement rares qu'on ne devrait pas accuser d'utopiste celui qui prétendrait aujourd'hui que les maladies du larynx, des bronches et du poumon ne sont pas plus difficiles à traiter et à guérir que celles du foie, du cerveau, des intestins, etc.

De tout temps on a eu connaissance de cas de guérisons d'ulcérations des poumons obtenues, en dehors de la science, par la seule force médicatrice de la nature. Depuis longtemps les médecins s'appliquent à trouver un remède pour guérir la phthisie; mais ce n'est pas avec un *remède* qu'on peut guérir cet état dépendant de symptômes multiples; il n'y a pas de *spécifiques* contre elle, et il ne peut pas y en avoir. Mais la science possède des moyens qui peuvent, en beaucoup de cas, guérir et toujours soulager les souffrances, prolonger les jours des malades, même dans les cas les plus désespérés. A l'aide de quelques-uns de ces moyens tout nouveaux, on peut s'adresser au mal au siége même de la lésion, la combattre localement, y appliquer le remède nécessaire ; c'est par les *inhalations* qu'on obtient ce résultat.

Tous les médicaments peuvent être employés par la voie des inhalations, de manière à avoir leur action sur le larynx, les bronches ou le poumon. On en fait usage, soit en dissolution dans l'eau, soit sous forme de vapeur, à l'état de gaz, ou même à l'état solide, en forme de poussière impalpable. Quand ils sont dissous dans l'eau, on les fait pénétrer dans les voies aériennes sous forme d'eau pulvérisée, de poussière d'eau, qu'on obtient par des appareils mis en mouvement par la pression atmosphérique ou par la vapeur.

Le choix du médicament dépend de son action physiologique sur la muqueuse des voies aériennes, c'est la seule qui doive nous guider ; cela serait une grave erreur que de juger de l'opportunité d'un médicament seulement d'après son action connue par l'effet qu'on en aurait obtenu en l'employant par l'estomac, surtout à cause de la différence des doses, qui ne sont pas et ne peuvent pas être les mêmes dans les deux cas.

L'absorption du médicament par la muqueuse des poumons se fait d'une manière très-rapide, comme le prouvent les expériences du docteur Delmas, entre autres ; l'effet en est d'autant plus énergique qu'il pénètre plus facilement dans le torrent circulatoire. Pour l'administration d'un médicament, il faut tenir compte de l'état anatomique des organes qu'il doit traverser pour arriver au point où l'on désire le faire agir ; c'est-à-dire que si l'on doit administrer un médicament qui agisse sur le poumon, il faut se rendre compte de l'état du larynx et des bronches ; de même que si l'on veut appliquer quelque substance caustique ou autre qui agisse sur les bronches, il ne faut pas oublier l'effet qu'on pourrait produire sur le poumon par la communication de proche en proche et par l'absorption. C'est donc une thérapeutique difficile et toute d'une constante observation.

Les médicaments qui sont d'usage le plus fréquent et qui ont été le plus étudiés, et dont l'action est le mieux connue sont : les eaux minérales naturelles, qui sont si facilement [transportées aujourd'hui sans perdre de leurs propriétés médicinales; les eaux du Mont-Dore, de Cauterets, d'Aix; etc.; le chlorure de sodium, la solution de sulfure de potasse, de chlorure de sodium; l'eau de mer naturelle; les médicaments émollients, les décoctions narcotiques; seulement, il ne faut pas oublier que la dose doit être moindre que si on les appliquait par l'estomac. Les balsamiques, les éthérés, les empyreumatiques; l'huile essentielle de pin, de térébenthine; les astringents, parmi lesquels la première place appartient au sesqui-chloride de fer, contre les hémorrhagies, tant actives que passives; l'alun, le tannin; le nitrate d'argent, le deuto-chlorure de mercure; l'eau chlorée, l'arsenic, la teinture d'iode; les aromatiques, etc., etc.

La température qui [doit régner dans la chambre à inhalations est, en moyenne, de 20 à 22 degrés; celle du médicament dépend de la substance qu'on applique et du cas où on l'emploie. La durée de la séance dépend de la susceptibilité du malade; elle peut être répétée plusieurs fois par jour.

Toutes les maladies des voies respiratoires peuvent être traitées par ce système d'inhalations : la toux nerveuse, l'asthme, la bronchite chronique, la coqueluche, les ulcérations du larynx, l'aphonie, la phthisie pulmonaire à ses différents degrés, etc., etc.

La grande valeur des inhalations, outre celle de combattre la lésion organique localement, consiste à épargner l'estomac et les organes digestifs, qui sont si souvent dérangés par l'action qu'ont sur eux les médicaments dont on se sert lorsqu'on emploie le traitement habituel contre les maladies de poitrine. Par le traitement des inhalations on évite tous ces sirops, ces médicaments patentés qu'on prescrit sans même en connaître la formule, et qui souvent sont plus nuisibles au malade que la maladie elle-même. Les organes digestifs restent intacts pour la conservation de l'individu;

l'appétit n'est pas troublé, les forces ne sont pas diminuéees par des mauvaises digestions. Un autre avantage immense et rée sont les respirations accélérées, profondes, que le malade est forcé de faire, pour que le médicament pénètre dans le poumon. Par les travaux du professeur Piorry et surtout par son mémoire présenté et couronné par l'Institut, en 1860 : *Sur le pouvoir des grandes respirations sur les mouvements et les contractions du cœur,* nous connaissons leur puissance bienfaisante qui permet à une plus grande quantité de sang d'être en contact pendant plus long-temps avec l'oxygène de l'air. Pendant ce temps, le médicament inhalé développe son action spéciale sur la lésion, et agit sur l'économie générale, puisqu'il est absorbé par le sang qui arrive en plus grande masse dans le poumon. Ce procédé hygiénique et gymnastique peut être considéré comme le meilleur expectorant et le meilleur tonique des poumons, puisqu'il facilite la sortie des crachats, vide les cavernes, etc. L'atmiatrie, c'est-à-dire l'art de l'application directe du médicament sur les organes respiratoires par le moyen des inhalations, n'aurait-elle pas d'autre effet que de forcer le malade à cette gymnastique du poumon, que, par seule mesure d'hygiène, tous les médecins vraiment physiologistes devraient la conseiller à leurs malades.

La phthisie reconnaît pour cause un défaut d'assimilation, un manque de nutrition; arrivée à une certaine période, la maladie se complique d'une chute complète des forces produite par un excès de perte de sécrétions, qui ne sont pas remplacées; cette perte s'effectue par les sueurs, par les crachats, par les diarrhées. Il faut donc absolument nourrir les malades, leur donner des forces, leur rendre la faculté de produire de nouveaux éléments de vita-lité; on atteint ce but par la nutrition par les voies digestives, l'alimentation; par la nutrition par les poumons en fortifiant le sang; et par la peau, activant ses fonctions. Le phthisique doit tou-jours conserver dans sa mémoire que le problème important qu'il a à résoudre, c'est de gagner plus qu'il ne perd, de manière à acqué-rir des forces nouvelles ; pour cela, il faut un système d'alimenta-tion hygiénique, observé avec intelligence, suivi avec constance.

Chacun connaît le mieux la puissance digestive de son estomac. On ne doit faire usage que de ce que, par habitude, on sait bien digérer. Il ne faut pas se nourrir exclusivement de viandes demi-crues ou entièrement crues, qui ne conviennent que dans certains cas bien limités. Pour que la nourriture soit saine et qu'elle profite, il faut qu'elle soit mélangée de nourriture animale et végétale. Un des aliments dont le phthisique a le plus besoin est le sucre, malgré ce qu'on ait dit de son manque de puissance nutritive. Le phthisique doit manger peu à fois et souvent; même avec la fièvre il doit prendre des aliments, mais tenir compte de sa puissance digestive. Il en est qui digèrent très-bien l'huile de foie de morue, et d'autres ne peuvent supporter le lait, qui pourtant est un si bon aliment.

Comme tonique, je conseille le vin rouge, les amers et l'alcool administré avec prudence. Entre les abus que commettent les médecins américains et le refus absolu et systématique, il y a un milieu fécond en bons résultats. Partant des observations faites chez les consommateurs de kumis, dans les steppes de la Russie, j'ai suivi le conseil des médecins russes, et j'ai administré dans le traitement de la phthisie l'alcool mélangé au lait, faute de bon kumis naturel. Le kumis naturel contient des substances azotées, des corps gras, du sucre, de l'alcool.

J'ai fait ainsi usage d'un kumis artificiel que je fais préparer comme il suit : lait de vache récemment trait, 500 grammes; beurre frais, 15 grammes; faire battre et ajouter : sucre en poudre, 40 grammes; alcool, 20 grammes; faire prendre tiède, le soir, au moment de se mettre au lit et le matin en se levant. Quelquefois il arrive à certains malades d'avoir de la répugnance à prendre ce mélange, mais les résultats bienfaisants en sont tellement réels et prompts, qu'elle est bientôt vaincue et qu'on s'y habitue.

De même que l'alimentation doit être bonne et hygiénique, il faut aussi soigner la nutrition directe par le poumon et ne pas négliger l'hygiène de l'air, qui est l'aliment le plus indispensable pour donner de la force au sang. Sans un bon air frais et pur, il n'y a pas de guérison possible des maladies, surtout de celles des voies respiratoires. Les Anglais, les Américains soignent leurs malades en plein air, les tiennent le plus possible à l'air libre en le renouvelant aussi souvent qu'ils le peuvent. Pour ma part, je fais placer mes malades dans une chambre parfaitement chauffée et je renouvelle l'air, même en hiver, surtout le matin, au moment du réveil; si le malade est confiné au lit, on ouvrira plusieurs fois par jour les fenêtres. Les observations de Bennet, de Wirchow prouvent à l'évidence l'influence d'un air bon et pur sur le traitement des maladies qui nous occupent.

Nous avons traité des différents moyens que nous croyons devoir conseiller comme soins à donner à ceux qui sont affectés de maladies des voies aériennes; l'application directe des médicaments par les inhalations, l'hygiène, une bonne alimentation, un bon air. Il en est encore un, et le plus important par son action générale sur l'économie, c'est l'hydrothérapie rationnelle appliquée au traitement des maladies de la gorge et du poumon. L'hydrothérapie est une grande force, et, comme dit Fleury, apprenons à la bien diriger et à la faire servir à la conservation de la santé, à la prolongation de la vie, à l'anéantissement de la maladie ou, du moins, au soulagement des souffrances; demandez-lui beaucoup, elle vous accordera plus encore; elle vous donnera la régénération physique, intellectuelle et morale. L'action de l'eau sur la peau, à ses différents degrés de température, appliquée avec plus ou moins de force, selon le cas dont il s'agit, est un agent thérapeutique nouveau qui, dans des mains bien expérimentées, produit les résultats les plus satisfaisants et tellement positifs, qu'aujourd'hui on ne peut pas faire de bonne médecine sans compter entièment avec l'hydrothérapie.

La circulation et la respiration sont étroitement liées. Dans l'état normal, quatre battements du cœur correspondent à une respiration. Admettons que chaque contraction du cœur envoie dans le poumon 60 grammes de sang; à chaque respiration, qui a la durée de quatre battements, il y arrivera donc 240 grammes, et l'acide carbonique contenu dans ces 240 grammes de sang sera remplacé par l'oxygène de l'air. Il est évident que plus il arrivera, dans le poumon, de sang dans un moment donné, le volume d'air restant le même, et plus ce changement des gaz sera défectueux, plus la métamorphose gazeuse chimique sera incomplète, et le sang contiendra une moins grande quantité d'oxygène. Ceci aura lieu, certainement, toutes les fois que le nombre des contractions du cœur augmentera par rapport aux respirations. Plus, au contraire, ce rapport sera favorable à l'acte de la respiration, c'est-à-dire moins il y aura de contractions pour une respiration, et mieux le procédé chimique de la respiration s'effectuera, plus le sang deviendra riche en oyxgène. Piorry, auquel on est forcé d'avoir recours toujours, quand il s'agit d'études sérieuses de physiologie médicale pratique et expérimentale, surtout pour les maladies de la poitrine, Piorry, dans le mémoire que nous avons cité et dans son immortel travail sur le plessimétrisme, rend compte de ses observations et des expériences qu'il a faites pour l'étude des respirations profondes ; elles nous sont excessivement utiles pour prouver la vérité de ce que nous avançons. Ce savant a observé et prouvé, par le plessimétrisme, que les inspirations profondes ont une action directe sur le cœur et sur le foie, qui diminuent de volume pendant cet acte. Plus l'inspiration est profonde, plus la contraction du cœur est grande, plus il se vide, et, par conséquent, *plus longtemps* le sang reste en contact avec l'air du poumon, plus il est tonifié, plus il est vivifié par l'oxygène que celui-ci contient ; plus grande la contraction du cœur, et moins il y aura de nombre de contractions pendant chaque respiration ; or, d'après les travaux de Horrard, J. Johnson, Richter, Pleniger, etc., ce rapport favorable à l'acte de la respiration s'effectue lorsqu'on est soumis à l'eau froide : celle-ci exerce une grande action sur le cœur et sur les mouvements respiratoires.

Le nombre des pulsations diminue avec l'augmentation des mouvements respiratoires, comme règle générale. Par la chute d'eau, la fréquence du pouls diminue avant même que la perte de calorique soit sensible sur la peau. S'il y avait augmentation de pulsations, état fébrile avant la douche, la diminution par le choc devient encore plus sensible et plus notable qu'à l'état normal.

La diminution de la fréquence du pouls est en rapport avec la température de l'eau, de la masse projetée et de la violence du choc.

La diminution du nombre des mouvements du cœur par chaque respiration est très-importante pour l'acte de l'oxygénation du sang dans le poumon et de la métamorphose chimique dans les capillaires ; une plus grande quantité d'acide carbonique se trouve éliminée et une plus grande quantité d'oxygène est absorbée.

L'action physiologique de l'eau froide sur les phénomènes de la circulation et de la respiration consiste à faciliter l'acte de l'oxygénation du sang, à le rendre plus parfait, en laissant le sang, pendant un plus long espace de temps, en contact avec l'air atmosphérique par des respirations profondes et la diminution dans la fréquence de mouvements du cœur ; à rendre aussi plus parfaits les phénomènes de l'hématose par les capillaires entassés, la circulation périphérique devenant plus active par l'impulsion plus énergique donnée au sang par le cœur pendant les contractions qui sont devenues plus fortes.

La peau est un adjuvant de l'organe respiratoire dont elle est complémentaire dans les fonctions ; elle est comme le régulateur de la chaleur animale ; comme organe excréteur d'acide carbonique et des sels, elle en est un puissant auxiliaire. Qu'y a-t-il de plus naturel que de se servir de la peau comme facteur tonifiant, si je puis m'exprimer ainsi, dans le traitement de la phthisie pulmonaire ? Nous avons constaté quelle était l'action physiologique de l'eau froide sur la circulation et la respiration ; dans la maladie qui nous occupe, une grande partie du poumon se trouve lésée, empêchée dans ses fonctions ; il s'agit donc de venir en aide à la partie de l'organe qui fonctionne encore, en rendant plus parfaite la métamorphose chimique, en activant, en développant les fonctions cutanées, en augmentant son action tonifiante sur le sang, en activant la circulation périphérique, l'action des capillaires. L'emploi de l'hydrothérapie, dans le traitement des maladies du poumon, est donc logique, et les faits viennent, en cette circonstance, confirmer encore le raisonnement de la théorie. Ce qu'il y a d'étonnant, c'est qu'il y ait des médecins à qui il répugne de le mettre en pratique.

On admet l'emploi de l'hydrothérapie dans le traitement des fièvres exanthématiques, dans la dernière période des fièvres typhoïdes graves, dans les diarrhées chroniques et les dyssenteries des pays chauds, et l'anémie qui en est le résultat; pourquoi donc refuser à le prescrire lorsque les mêmes symptômes sont produits par l'affection pulmonaire? Il s'agit d'être circonspect dans l'emploi de ce puissant moyen de guérison. La seule contre-indication est l'impossibilité absolue de réaction par extrême faiblesse, et même, pour ce cas, il y a des moyens d'appliquer l'eau avec succès. La première condition est que la chambre où on donne le bain soit chaude, à une température de 18 à 20 degrés; selon le cas à traiter, on fait usage du maillot, de la douche en pluie, de la douche en jet.

Le maillot se fait au moyen de draps mouillés renouvelés plusieurs fois, et des frictions humides à la température de 12 à 18 degrés Réaumur, ou bien un demi-bain de 15 à 20 degrés Réaumur. Ce procédé peut être renouvelé plusieurs fois par jour, selon l'état de calorique du malade. Des serviettes froides sont placées sur la poitrine, changées plusieurs fois, en frictionnant toujours avec soin pour amener la réaction, dans le but de diminuer la chaleur locale et d'obvier aux congestions pulmonaires, qui ont une si grande tendance à avoir lieu.

Pour diminuer graduellement l'augmentation de température du corps, on fera matin et soir des embrocations à la température de 20 à 10 degrés Réaumur, selon la rapidité avec laquelle la chaleur reparaît. La durée du maillot est d'un quart d'heure à une heure, et, en général, on laissera le malade, tant qu'il n'aura pas la sensation de froid et que la face ne deviendra pas chaude et rouge; si cela venait à avoir lieu, on enlèverait le maillot et on ferait des frictions.

Dans les cas où la douche se trouve indiquée, celle-ci doit être toujours très-courte et très-violente, et tenir en compte le degré de la maladie, l'état du malade et l'état de ses forces. Immédiatement après la douche, faire de la gymnastique pour faciliter la réaction, et que le thorax soit le plus possible en mouvement,

Avec cette médication, surveillée par un médecin habile et expérimenté, le résultat ne peut être que satisfaisant; j'engage fortement les confrères qui douteraient, à suivre notre pratique journalière, et ils seront bientôt convaincus de la puissance de ce traitement.

Paris. — Imprimerie Félix MALTESTE et Cⁱᵉ. rue des Deux-Portes-St-Sauveur, 22.

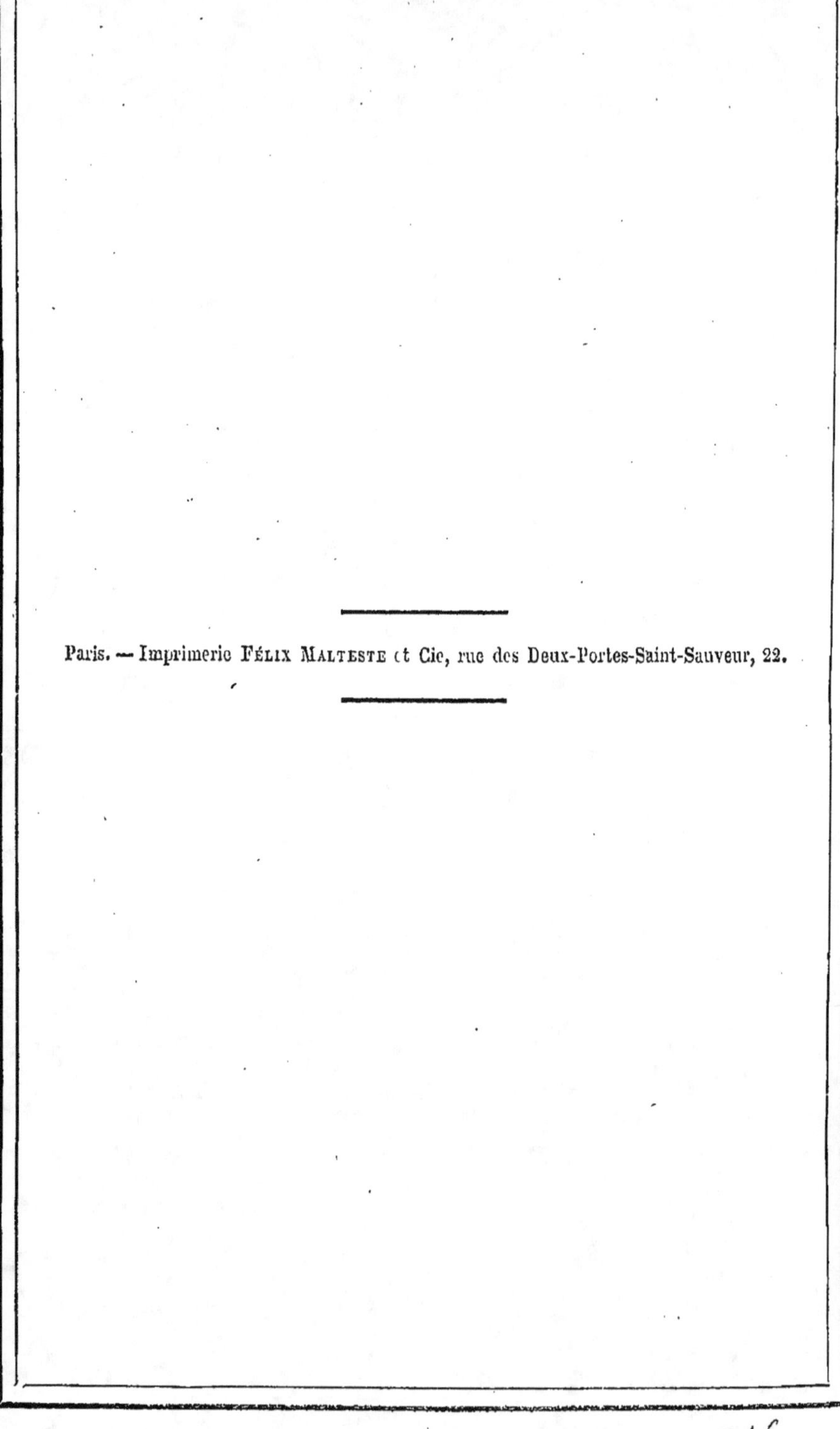

Paris. — Imprimerie FÉLIX MALTESTE et Cie, rue des Deux-Portes-Saint-Sauveur, 22.